AF233366

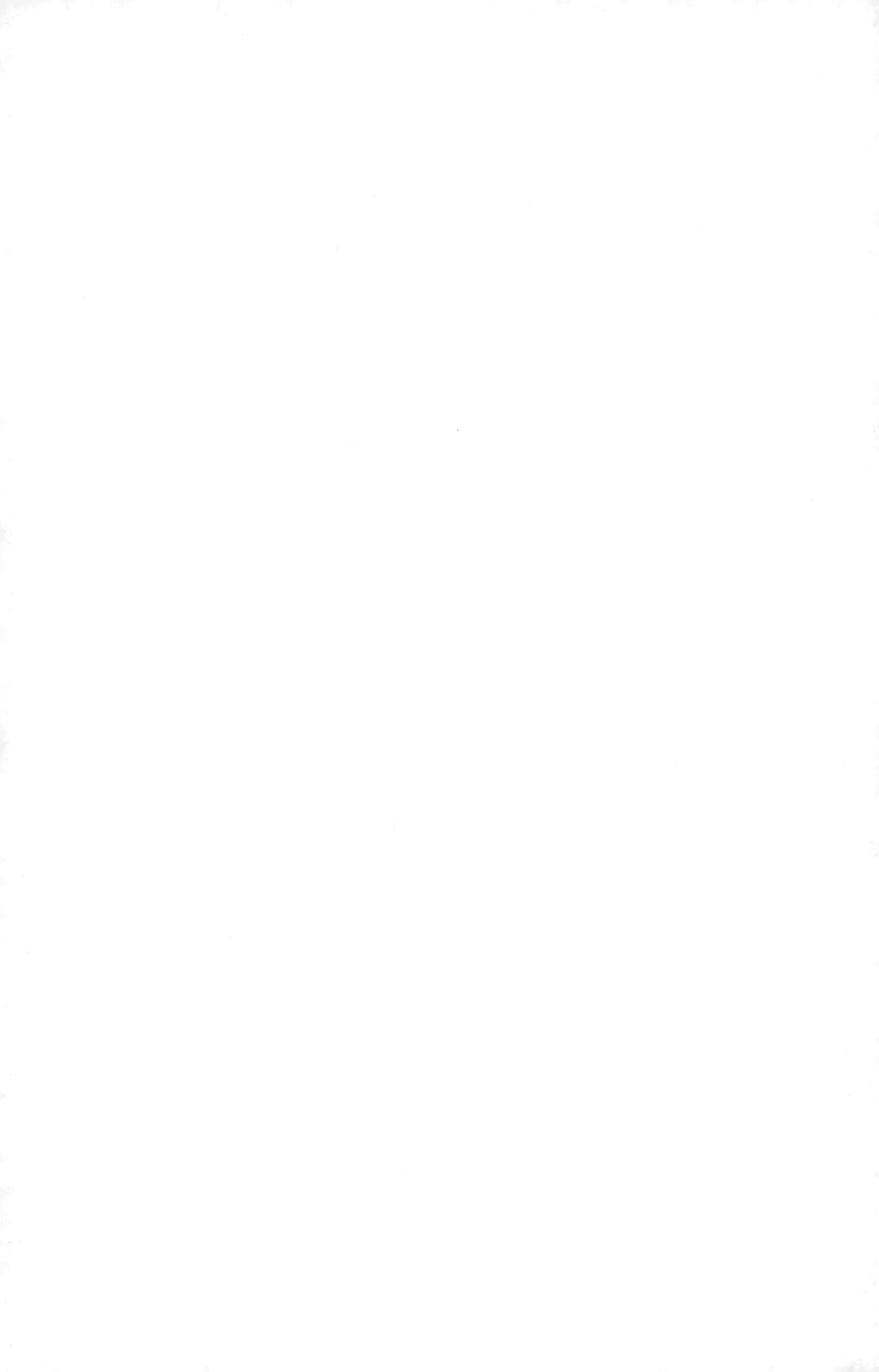

APPAREILS NOUVEAUX

POUR

LES LAVAGES ET LES IRRIGATIONS

DES PLAIES

PAR

M. Ant. PONCET

Professeur à la Faculté,
Chirurgien-Major désigné de l'Hôtel-Dieu de Lyon.

* * *

LYON

ASSOCIATION TYPOGRAPHIQUE

GIRAUD, RUE DE LA BARRE, 12

1882

APPAREILS NOUVEAUX

POUR

LES LAVAGES ET LES IRRIGATIONS DES PLAIES

Par M. A. PONCET

Depuis bientôt deux ans, j'emploie, dans mon service, à l'hôpital de la Croix-Rousse, des cuvettes, des bassins de forme particulière (1), qui sont d'une grande utilité pour les pansements.

En dehors de certaines régions, telles que les extrémités des membres, personne n'ignore les difficultés que l'on éprouve à laver convenablement les plaies siégeant sur d'autres points, et dans la crainte de voir les liquides mouiller le malade, imprégner et tacher les pièces de literie, on lave à peine, on fait de la propreté à moitié, au quart, méconnaissant ainsi les données fondamentales de l'antisepsie.

Ce défaut de soins, qui ont cependant une grande importance, s'explique aisément, je ne dirai pas par la pénurie, mais par l'uniformité des objets indispensables à la toilette d'une région.

(1) Ces appareils divers : cuvettes, bassins, irrigateur, ont été construits par M. Théron, orthopédiste. Au mois de janvier 1880, je les présentai à la Société de médecine, ainsi que leurs dessins, exécutés par mon ami le docteur Gros.

Quels sont, en effet, dans la plupart des salles de blessés, les récipients utilisés pour les pansements : quelques bassins ronds, en métal, de dimensions variables, mais rappelant toujours plus ou moins une poêle à frire, puis quelques plats à barbe s'adaptant imparfaitement soit en avant, soit en arrière de la tête. Ces bassins, journellement employés sont incontestablement mieux disposés pour recevoir des éponges, contenir de l'eau phéniquée que pour permettre des lavages du tronc et des membres.

Je ne veux pas insister davantage sur la pauvreté des services de chirurgie, en fait d'instruments destinés à la propreté des plaies. J'en appelle au souvenir de quiconque a pratiqué des pansements pour des amputations du sein, par exemple, ou mieux encore pour des opérations sur la région pelvienne. L'extrême difficulté de recueillir les liquides avec des appareils non construits pour cet usage, la crainte de tacher les draps, les linges du malade (solution de permanganate, de teinture d'iode, de perchlorure de fer, etc.) rendent impossible l'exécution d'un pansement propre ; dans de telles conditions, l'antisepsie n'est qu'apparente, et trop souvent les résultats témoignent de l'imperfection des procédés mis en usage.

Les lavages à grande eau additionnée de substances fermenticides constituent aujourd'hui une des pratiques les plus nécessaires de la thérapeutique chirurgicale. Si Lister, préoccupé de l'action irritante de l'acide phénique, ne veut pas qu'il soit à aucun moment en contact immédiat avec la plaie, si, n'employant que des instruments d'une désinfection absolue, il peut s'opposer à l'invasion des germes, beaucoup de chirurgiens, partisans convaincus de la méthode, en comprennent l'application d'une manière un peu différente : par des irrigations phéniquées pendant, après les opérations et lors des pansements, ils croient s'opposer plus efficacement au développement des proto-organismes.

Dans un grand service hospitalier, là où l'outillage antiseptique et une certaine assistance font souvent défaut, ce n'est pas, en effet, chose facile de se placer dans les conditions d'asepsie du chirurgien écossais, et l'on obtient le même résultat en pratiquant *largâ manû* des lavages, des irrigations avec les solutions phéniquées. Pendant l'acte opératoire, la plaie, à l'aide du spray et d'autres précautions connues, est assez aisément prémunie contre les germes ; mais plus tard, dans l'intervalle et surtout lors des pansements, elle peut s'infecter, à moins d'avoir recours aux mêmes mesures préservatrices.

Cet ensemble de précautions nécessaires complique, dans les salles, la mise en pratique rigoureuse de la méthode. De grandes irrigations phéniquées parent efficacement aux dangers d'infection ; non-seulement elles entraînent les germes déposés, mais elles laissent à la surface des tissus une couche fermenticide utile.

Dans le même ordres d'idées, l'application méthodique de poudres désinfectantes sur des plaies fraîches, au moment même où l'instrument tranchant vient de les produire, me paraît, en fait d'antisepsie, réaliser un progrès notable. — Mises en contact direct avec des tissus récemment divisés, non-seulement elles détruisent les germes qui s'y seraient déposés, mais elles créent pendant longtemps une atmosphère antiseptique plus parfaite qu'avec les pièces ordinaires du pansement de Lister. — J'ai vu dernièrement, en Allemagne, quelques chirurgiens saupoudrer d'iodoforme des plaies récentes pour les mettre à l'abri de l'infection ; pendant quelques semaines, j'ai, dans mon service, également utilisé avec succès cet antiseptique, beaucoup plus puissant que l'acide phénique ; mais son prix élevé et surtout les accidents qui lui ont été imputés m'ont engagé à faire usage de la poudre de camphre. Depuis quelque temps je panse de la sorte tous mes opérés ; les plaies ainsi saupoudrées et recouvertes de couches de gaze restent sans odeur, sans suppuration ; un tel résultat est obtenu beaucoup plus facilement qu'avec l'emploi exclusif de l'acide phénique, que j'utilise concur-remment en solution 25 p. 1000.

Grâce aux cuvettes et bassins dont je donne ici les dessins, il n'est pas de plaie qui ne puisse bénéficier, quel que soit son siège, des procédés antiseptiques. — Ces appareils en zinc, au nombre de sept, ont été construits, sur mes indications, avec des moyennes de mensurations prises sur plusieurs sujets. Grâce à la souplesse, à l'élasticité des tissus, ces bassins se moulent toujours d'une façon suffisante sur les diverses régions.

C'est ainsi que la *cervi-cuvette* présente deux échancrures s'adaptant exactement l'une sous le menton, l'autre sous la nuque. La *mammi-cuvette*, la *thora-cuvette* se marient non moins intimement avec les diverses parties du tronc. — Je n'entre pas dans la description détaillée de ces divers récipients, désignés par des néologismes qui indiquent leur usage, je passe sur leurs dimensions , leur capacité ; les planches ci-jointes remplacent toute description.

Les bassins des membres présentent près de leurs bords des ouvertures circulaires qui, assez élevées, ne diminuent pas notablement leur capacité et permettent, pour des irrigations continues, par exemple, de placer le membre sur un lac allant d'un trou à l'autre. — Un robinet à vis, ainsi que pour le bassin des moignons, laisse à volonté écouler les liquides. La *brachi-cuvette*, d'après le dessin B, n'a été faite que pour le membre supérieur droit ; mais le fond, au lieu d'être plat, plus ou moins arrondi, peut également avoir la forme d'un bassin, s'appliquant au côté opposé ; dès lors le même appareil sert pour les deux membres.

La *pelvi-cuvette* est un des appareils sur lequel j'appelle plus particulièrement l'attention ; elle s'adresse à une région très-difficile à irriguer, où cependant, par le fait de certaines fonctions physiologiques, les lavages sont indiqués plus que partout ailleurs.

Cette cuvette plate, se glissant commodément sous le siège, se compose, comme l'indique la figure B', pl. II, d'un récipient arrondi, qui présente à son centre un ressort à boudin surmonté d'une plaque métallique destinée à supporter le siège et sur laquelle arrivent d'autres tiges élastiques également en métal qui partent des bords de la cuvette. Certaines chaises de jardin, de restaurant sont construites d'après un modèle analogue.

Sur la plate-forme de ce sommier, on place un rond en caoutchouc disposé *ad hoc*, ou simplement une lame de coton, un coussinet quelconque, pour éviter la pression qui, après quelques minutes, deviendrait douloureuse. Avec la pelvi-cuvette, toutes les blessures de la partie inférieure du tronc seront traitées antiseptiquement ; les plaies cavitaires pourront être aussi aseptiques que celles d'un membre, par exemple.

Dans ma salle de femmes, pour les injections vaginales, les malades se servent d'une autre pelvi-cuvette, très-plate, soulevant à peine le bassin, dont la forme rappelle certain meuble de garde-robe, à cela près que la partie évasée est pleine, pour supporter le siège.

Quant à l'irrigateur mis en mouvement avec le pied, dont le dessin explique le mécanisme, il offre cet avantage de pouvoir être manœuvré par une seule personne. Un pied appuyé sur la boule a fait, par le jeu des soupapes, refluer le liquide dans le tube dd' ; les mains libres dirigent le jet et en graduent la force avec le robinet.

Ces appareils me rendent journellement de grands services ; jusqu'à ce jour je les utilisai très-souvent pendant les opérations ; la région malade reposant au-dessus de l'un de ces bassins, le pus, le sang, les divers liquides étaient ainsi recueillis. Aujourd'hui, j'ai fait placer sur toute la longueur des bords du lit d'opération, qui est recouvert d'une large toile en caoutchouc, un rebord en zinc, demi-cornet, conduisant les liquides en un point d'où ils s'écoulent par une ouverture unique qui communique à l'aide d'un tube de caoutchouc avec un large récipient ou encore avec l'égout voisin.

Cette petite modification me permet d'exécuter encore plus commodément, avant l'opération, la toilette de la région avec la brosse, le savon et l'eau phéniquée, puis pendant l'opération les irrigations de la plaie ; mais dans les salles, pour les pansements, les bassins en question sont indispensables.

Chacun de ces bassins a une capacité plus que suffisante pour les irrigations ordinaires ; ils peuvent contenir plusieurs litres de liquide.

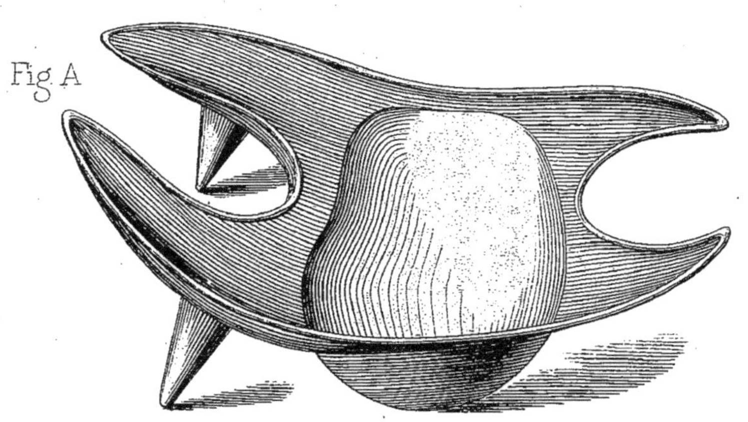

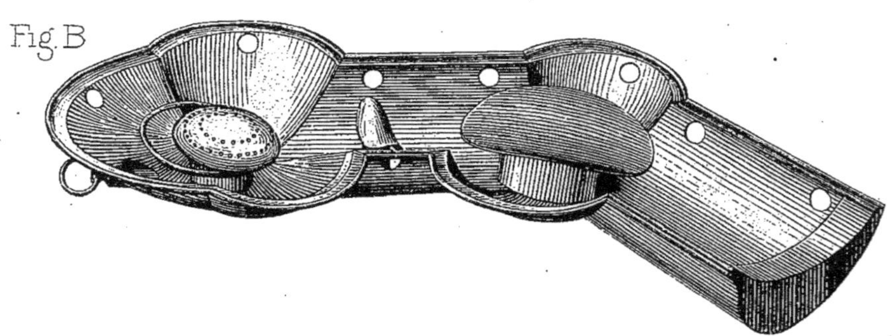

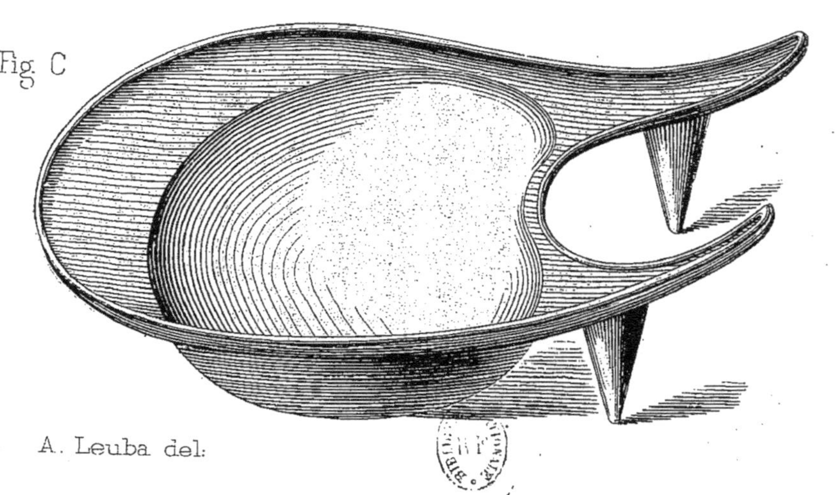

A. Leuba del:

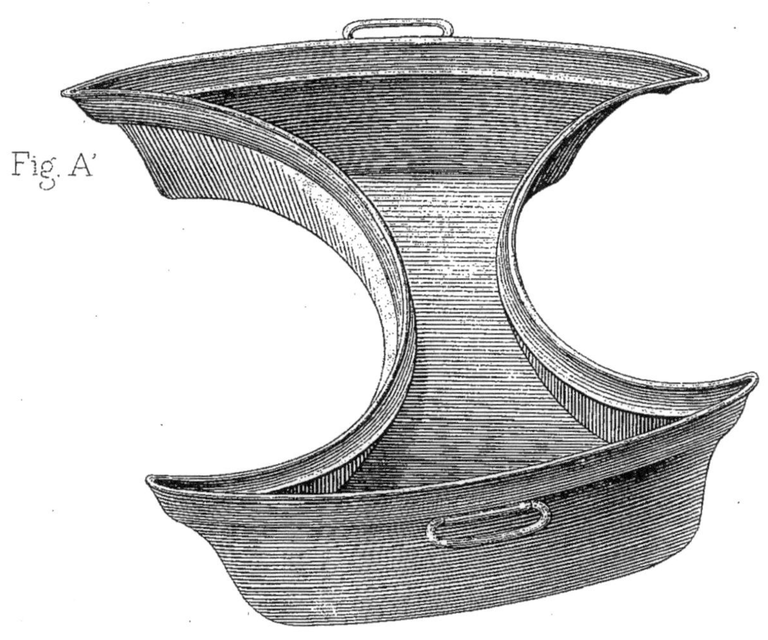

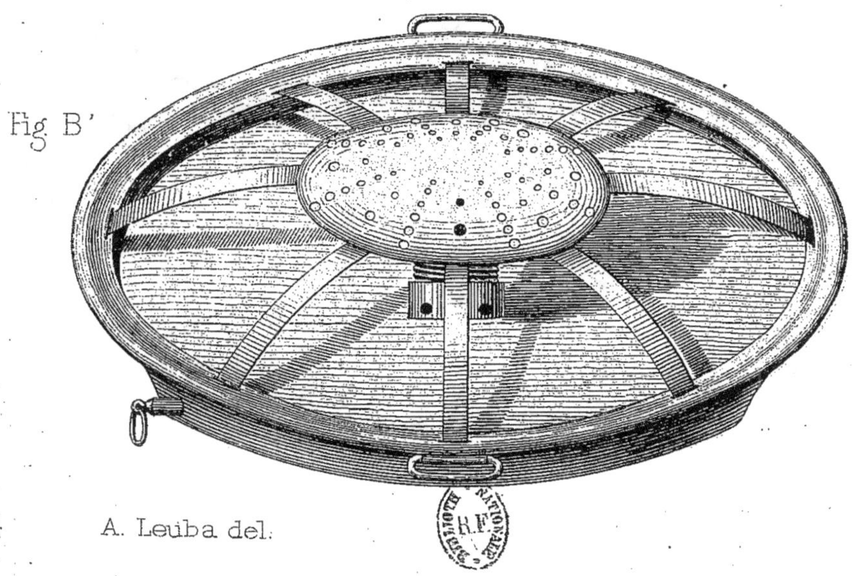

A. Leuba del.

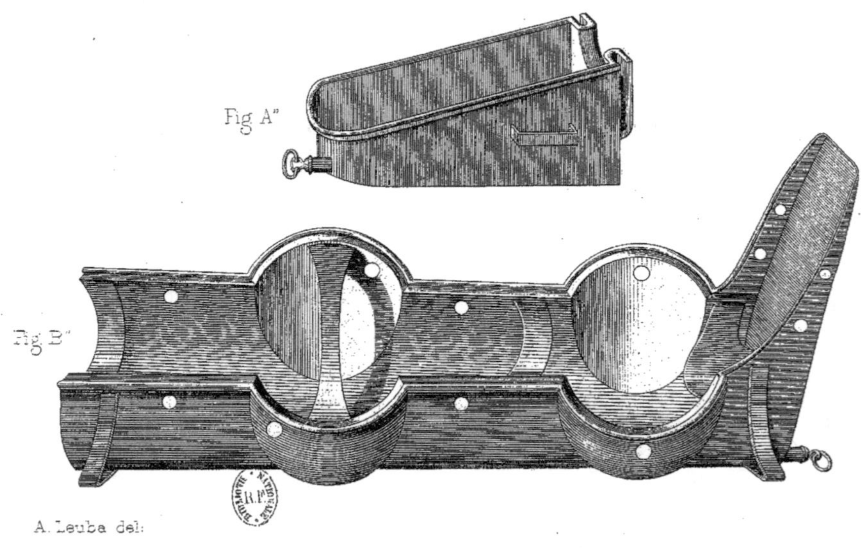
Fig A"
Fig B"
A. Leuba del.

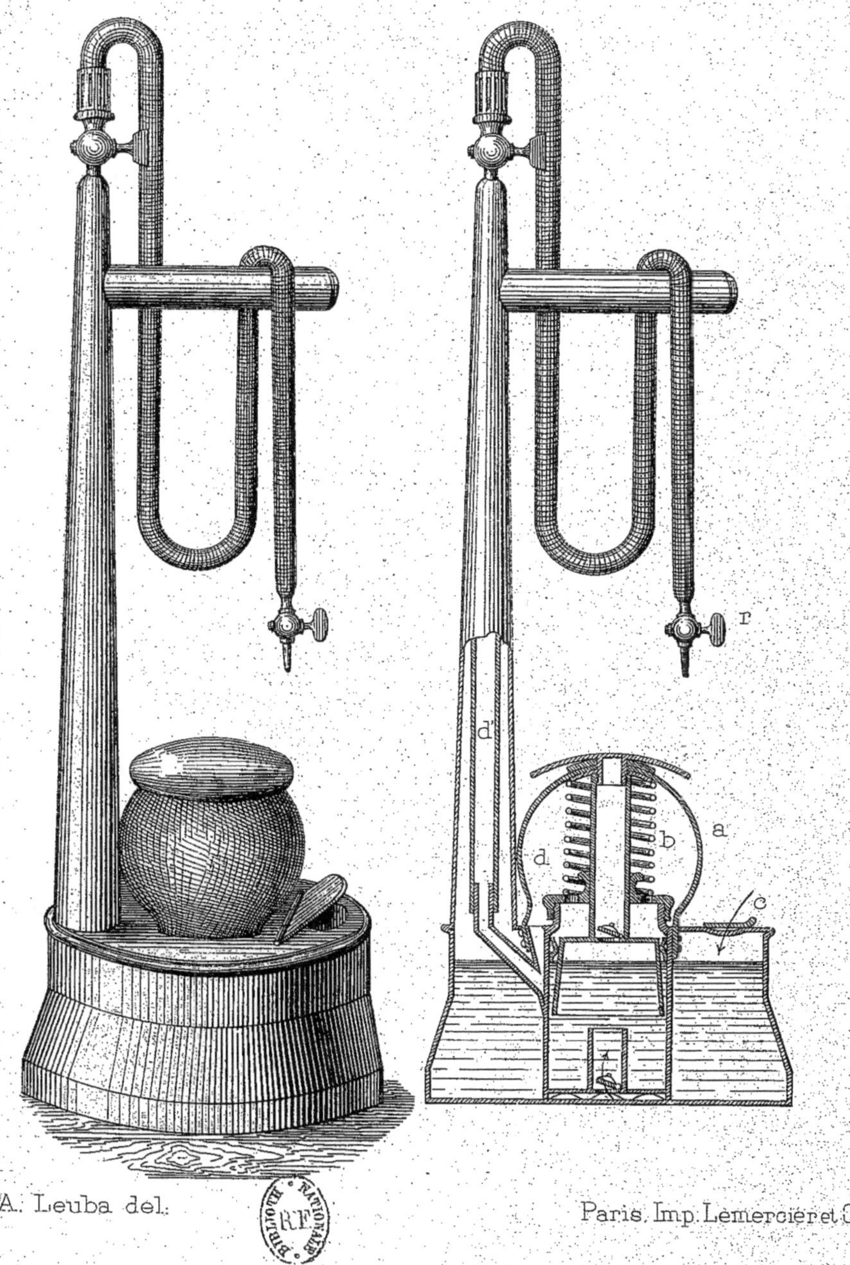

Paris. Imp. Lemercier et Cie

www.ingramcontent.com/pod-product-compliance
Lightning Source LLC
LaVergne TN
LVHW021809030726
842523LV00003B/1308